AF610896

PLAN NOUVEAU

D'ASSOCIATION MUTUELLE ENTRE TRAVAILLEURS

CONTRE LES CHANCES

DU CHOMAGE ET DE LA MALADIE

ET

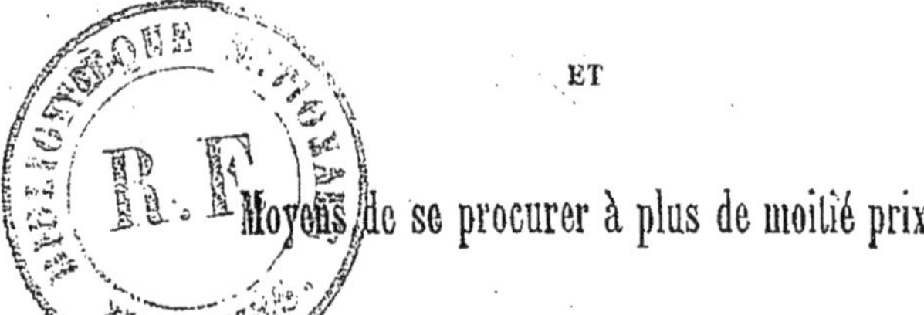

Moyens de se procurer à plus de moitié prix

TOUS LES OBJETS NÉCESSAIRES A LA VIE MATÉRIELLE.

Sans communauté de biens, et en vivant chacun chez soi.

PAR BLONVAL.

PRIX : 30 CENTIMES.

PARIS

IMPRIMERIE DE E. BRIÈRE,

RUE SAINTE-ANNE, 55.

1848.

La vertu est le mobile des gouvernemens républicains.
(MONTESQUIEU.)

En nous ouvrant une ère nouvelle, la République a une mission providentielle à remplir, celle de résoudre la question de l'association dont la nécessité se fait sentir chaque jour plus vivement dans toute la classe des travailleurs. L'association est le salut de la société, l'association est vraiment sainte, vraiment religieuse ; elle a été écrite dans le programme des problèmes du 25 février ; elle est aujourd'hui un droit que nous avons acquis ; c'est un précieux héritage de l'expérience de nos pères, héritage aussi sacré que le produit de leurs travaux, que la fortune qu'ils nous transmettent ; l'association nous rendra plus faciles les moyens de vaincre la misère, de nous vêtir, de nourrir nos enfans et de les abriter.

Qu'on n'essaie pas de résister à ce grand fait, la société veut se constituer sur des bases nouvelles. Parmi les systèmes qui sont apportés de toutes parts, que l'on sache discerner ceux dont l'application est rationnelle. Nous venons aussi présenter nos projets ; ils ne sont pas inconnus pris séparément, mais ils forment un ensemble nouveau dans lequel la classe ouvrière trouvera d'immenses ressources indépendantes de toutes celles qu'elle pourra recevoir en dehors de notre association.

Pour réaliser notre projet, nous comptons sur les intentions généreuses que manifeste l'Assemblée nationale pour toutes les questions de progrès. Nous espérons qu'elle nous aidera de toutes ses forces, qu'elle nous accordera son concours.

Le sujet que nous traitons prête à un long et brillant exposé dans lequel nous pourrions faire entrer des paroles éloquentes, mais nous nous en abstiendrons ; nous ne voulons que le triomphe de nos idées, et nous avons l'espérance que l'avenir nous donnera des jours meilleurs que ceux que nous avons traversés avant la conquête de nos droits et de nos libertés.

C'est dans la sainte communion de l'association que nous verrons prospérer notre pays, et, lorsque nos souffrances seront calmées, nous vivrons heureux et tranquilles sans craindre l'émeute que la faim commande. La France deviendra à jamais une puissance que ne pourront ébranler les ambitions les plus démesurées.

L'association que nous voulons former est une association mutuelle; elle a pour titre : *Compagnie Nationale ;* elle prévoit aux chances du chômage, à celles de la maladie ; elle vient en aide aux femmes malheureuses qui sont nourrices, en prenant leurs enfans sous sa protection depuis le jour de leur naissance jusqu'à ce qu'ils soient en état d'être rendus à leurs mères sans qu'ils puissent les empêcher de travailler ; elle vient en aide à ces infortunés qui n'ont de l'homme que le nom, tant ils sont masqués par la misère ; qui sont forcément si sales dans leurs vêtemens, qu'ils perdent tout sentiment d'amour-propre et de moralité, et se livrent à la paresse ou à la débauche, et gagnent des maladies dont nous les préserverons.

Elle vient en aide aux ouvriers de tous les corps d'état, en leur procurant à plus de moitié meilleur marché les objets absolument nécessaires à la vie matérielle, moyennant des mises annuelles et des mises uniques que nous avons calculées selon leur position.

Indépendamment de tous ces avantages, l'ouvrier, assuré contre les chances du chômage, parvient par nos combinaisons à se créer pour ses vieux jours une petite fortune sans avoir été privé de rien. De l'application de nos doctrines, il résultera pour lui l'amour du travail à la place du dégoût dont il était souvent saisi, en pensant que sa jeunesse épuisée, il ne lui restait plus rien.

Pour nous constituer en société et réaliser tout ce que nous avons annoncé, il est nécessaire que nous achetions près d'une ville une terre de 75 hectares environ. Nous y construirons trois établissemens qui serviront de lien à notre association. Le premier de ces établissemens servira d'hôpital aux sociétaires, le deuxième sera destiné aux crèches pour les enfans en nourrice, et le troisième deviendra, les dimanches et jours fériés, un lieu de réunion pour les personnes qui voudront aller dépenser hors de la ville la petite somme qu'elles auront tout exprès économisée. Ce troisième établissement, simplement de plaisance, est un des principaux moteurs de nos opérations, car c'est sur ses revenus que nous comptons pour combler les vides que nous n'aurons pas pu remplir avec nos ressources.

Nous évaluons approximativement les principales ressources de notre installation de la manière suivante :

Une terre de 75 hectares d'étendue, à raison de 1,800 fr.	
L'hectare.	135,000 fr.
Les trois établissemens.	250,000
Instrumens aratoires, etc.	15,000
Total.	400,000 fr.

La Compagnie Nationale acquittera tous les autres frais d'installation ; 400,000 fr. sont donc nos principales dépenses ; nous prions l'Etat de nous les donner à titre d'emprunt, sans intérêts, payables par dixième dès la troisième année, et nous espérons que notre demande sera accueillie avec bienveillance. Ce que nous avons développé jusqu'ici de notre projet n'est qu'une faible partie de tout ce qu'il renferme d'améliorations matérielles et sociales pour la classe des travailleurs.

Qu'on ne nous blâme pas d'avoir fait de la propriété la base de notre association.

Nous n'expliquerons point d'ors et déjà comment nous nous acquitterons envers l'Etat des 400,000 fr. qu'il nous donnera, parce qu'il faut que nous fassions connaître ici que tous les bénéfices de la terre que nous achèterons, défalcation faite de l'actif d'avec le passif, doivent être portés au crédit de l'hôpital, de la buanderie et des crèches. On verra dans l'exposé général comment nous rembourserons les avances que nous démandons.

Nous ferons exécuter tous les travaux de la propriété de la Compagnie nationale par entreprise.

Ayant calculé toutes les éventualités des saisons, nous logerons gratuitement un nombre de familles suffisant pour l'exploitation de la propriété, afin de nous assurer les bras nécessaires pour ses travaux. Avec le temps, moyennant une administration raisonnée et bien dirigée, nous ferons en sorte d'obtenir des fonds de réserve pour construire un vaste établissement plus commode que les logemens isolés que nous donnons aux cultivateurs. En les construisant, nous les distribuerons de manière à loger chacun chez soi. Lorsque nos travaux seront terminés, les entrepreneurs avec lesquels nous aurons fait marché deviendront de simples cultivateurs qui pourront aller chercher du travail chez un propriétaire voisin ; nous les logerons pour les avoir de préférence lorsque nous en aurons besoin. De cette manière, le directeur de la propriété de la Compagnie nationale disposera des récoltes, selon qu'il en aura reçu le droit par les statuts que son conseil d'administration aura rédigés.

Pour présider à toutes les opérations de la propriété et de ses établissemens, il sera nommé un Conseil d'administration.

Ici nous dirons une fois pour toutes que chaque partie de notre associaion devra avoir un conseil de surveillance pris parmi les sociétaires de tout corps d'état nommé par voie d'élection ; un conseil d'administration composé de douze membres pris parmi ceux du conseil de surveillance et nommés par lui ; des directeurs nommés par le conseil d'adminisiration, et des employés présentés par les directeurs pour être acceptés par le conseil d'administration.

Le conseil d'administration, assisté du conseil de surveillance, fixera les dépenses, s'en fera rendre compte, et donnera pouvoir aux directeurs et autres de recevoir et de payer.

Toutes les opérations de la société lui seront soumises tous les mois par les directeurs, et il placera à la Caisse d'épargnes, au nom de la Compagnie générale, toutes les sommes qui lui seront versées.

Les conseils réunis aviseront à un meilleur placement, s'ils le jugent convenable.

Les veuves et les femmes sans enfans qui offriront des garanties de moralité formeront le personnel de l'hôpital et des crêches.

Les femmes des cultivateurs formeront celui de la buanderie; des sociétaires capables formeront celui de l'établissement de plaisance.

Nous avons fait connaître l'emploi des bénéfices de la propriété de la Compagnie Nationale; il nous reste à dire que ceux de l'établissement de plaisance serviront à couvrir nos divers engagemens, mais avant tout ceux que nous aurons contractés envers l'État. On verra dans notre exposé que les bénéfices de cet établissement ne sont pas les seuls sur lesquels nous comptons.

Lorsque la propriété de la Compagnie Nationale aura payé ses engagemens envers l'État, elle deviendra la propriété de tous, sans que pas un des sociétaires en puisse revendiquer une part quelconque.

S'il s'élevait quelque contestation grave à cet égard, que l'on ne pût réprimer à l'amiable, l'Etat, sur la demande des conseils d'administration, devra intervenir et prendre cette propriété sous sa direction, si c'était nécessaire.

L'Etat ayant été payé, les bénéfices de l'établissement de plaisance et ceux de la propriété, sa faisance valoir balancée, devront servir à établir un comptoir d'escompte pour les ouvriers.

On escomptera leurs billets, quelle que soit la somme minime de leurs engagemens, moyennant des signatures connues.

Lorsque la Compagnie Nationale pourra disposer de quelques fonds, après l'installation de son comptoir d'escompte, elle devra augmenter les terres de sa propriété jusqu'à 500 hectares.

Lorsque la propriété aura atteint en étendue le chiffre de 500 hectares, la Compagnie devra travailler de manière à en établir une autre sur le même modèle que la première. Une ville de cent mille âmes pourrait avoir à son alentour jusqu'à trois propriétés de 500 hectares d'étendue.

Les statuts de la Compagnie Nationale seront rédigés par tous les conseils d'administration réunis. La durée des conseils d'administration sera de trois ans ; les membres peuvent être réélus aux nouvelles élections. Les directeurs seront nommés à vie par les conseils d'administration, mais ils peuvent être révoqués en cas de malversation ou d'incapacité reconnue.

Voici un tableau indiquant les mises annuelles et les mises uniques de chaque sociétaire pour avoir droit à tout ce que promet la Compagnie

Nationale. — Garantie contre le chômage selon les moyens que nous allons expliquer. — Paiement de toutes les dépenses en cas de maladie. — Économie sur tous les objets qui sont absolument nécessaires à la vie matérielle. — Retraite avec un capital suffisant pour vivre heureux.

SÉRIES.	SALAIRES.	ANNUITÉ CONTRE LE CHOMAGE.	JOURS GARANTIS.	ANNUITÉ CONTRE LA MALADIE.	MISE UNIQUE POUR VIN.	MISE UNIQUE POUR PAIN.	MISE UNIQUE POUR VIANDE.	MISE UNIQUE POUR CHAUSSURE.	MISE UNIQUE POUR VÊTEMENS.
1re	1 fr. »	14 fr. 40	28	2 fr. 80	1 fr. 40	1 fr. 40	1 fr. 40	1 fr. 40	14 fr. 40
2e	1 50	21 60	43	4 30	2 10	2 10	2 10	2 10	21 60
3e	2 »	28 80	57	5 70	2 85	2 85	2 85	2 85	28 80
4e	2 50	36 »	72	7 20	3 60	3 60	3 60	3 60	36 »
5e	3 »	43 20	86	8 60	4 30	4 30	4 30	4 30	43 20
6e	3 50	50 40	100	10 »	5 »	5 »	5 »	5 »	50 40
7e	4 »	57 60	115	11 50	5 75	5 75	5 75	5 75	57 60
8e	4 50	64 80	129	12 90	6 45	6 45	6 45	6 45	64 80
9e	5 »	72 »	144	14 40	7 20	7 20	7 20	7 20	72 »
10e	5 50	79 20	158	15 80	7 90	7 90	7 90	7 90	79 20
11e	6 »	86 0	172	17 20	8 60	8 60	8 60	8 60	86 40
12e	10 »	144 »	188	18 80	24 40	24 40	24 40	24 40	144 »

Comme on le voit, ce tableau est divisé en 12 séries et 9 colonnes. Pour éviter toute confusion, nous allons donner l'explication de chaque série et de chaque colonne. Nous y rattacherons tout ce qui concerne leur ensemble ainsi que les principaux détails et règlemens de notre association.

La 1re série, 1re colonne, indique le salaire à la journée des travailleurs qui ne sont pas nourris; nous parlerons de ceux qui, l'étant, gagnent un salaire de 50 c. et au-dessous jusqu'à 5 fr. et au-dessus.

La 2e colonne indique la somme annuelle que les travailleurs de cette 1re série paieront pour s'assurer contre le chômage, et la 3e colonne le nombre de jours qui est seulement accordé à chacun moyennant cette annuité. Pour la première année, on paiera les journées de chômage à raison d'un franc; nous ne pouvons pas fixer la somme qui reviendra à chacun la seconde année, car nous avons pour la rendre plus forte plusieurs moyens que nous donne la mutualité.

Les sociétaires de chaque série concourent ensemble, et chacun pour sa mise ; de cette manière, les pertes que l'on aura faites dans une série ne pourront nuire aux sociétaires d'une autre série. Il n'y a de pertes que lorsqu'il n'y a pas de bénéfices de journées, car chacun ne peut perdre que son annuité, et il y a bénéfices de journées pour les sociétaires lorsque moins de la moitié d'entre eux n'aura pas chômé.

Les dividendes que l'on obtiendra chaque année seront partagés entre ceux de la série à laquelle ils appartiendront. Quelque petite que sera la part de chacun, elle devra être comptée, car cinq centimes seulement pourront donner droit à tous les sociétaires d'une série à un jour de chômage de plus.

Les dividendes, les intérêts cumulés réunis à la mise annuelle des sociétaires de chaque série, leur donnant droit individuellement à un ou plusieurs jours de chômage en plus que ceux qu'ils avaient la première année, on obtiendra par la suite 365 jours de chômage à 1 franc. Ce nombre de jours ayant été atteint, la répartition du dividende, des intérêts cumulés, etc., continuera à se faire jusqu'à ce que l'on ait obtenu 2 francs de chômage par jour. Ayant obtenu 365 jours à 2 francs, on continuera la répartition des dividendes jusqu'à ce qu'on ait obtenu 10 francs par jour dans chaque série.

Lorsque les membres d'une série auront obtenu ce résultat, ils seront en droit d'exiger un règlement de comptes. Dès à présent nous pouvons fixer à près de 2,000 francs la part qui reviendra à chacun au règlement que l'on voudra faire.

Comme on le verra dans le développement de notre système, les règlemens se renouvelleront assez souvent pour assurer une existence honorable à celui qui était membre d'une de nos 12 séries.

Celui ou ceux qui auront réglé avec la compagnie, pour avoir encore droit à ses avantages, seront tenus de redevenir sociétaires aux conditions de leur point de départ primitif, et le nouvel engagement n'aliénera aucunement les 2,000 francs qu'ils auront gagnés.

Un travailleur ne pourra pas devenir membre d'une série au-dessous de celle qui lui est fixée par son salaire. On prendra à cet égard toute mesure avant de l'accepter comme sociétaire. On a dû voir par nos explications combien il est de l'intérêt de l'ouvrier en place d'y rester afin d'éviter de chômer.

Explication de la quatrième colonne.

La 4e colonne indique l'annuité que chaque sociétaire devra payer pour se garantir contre les chances de la maladie. S'il faut une autorisation du gouvernement pour établir une pharmacie qui serait soumise à nos règlemens, nous la demandous d'avance. Le pharmacien de la Compagnie Nationale devra être nommé par la faculté de médecine de la ville la plus proche du siége de l'administation qui en aurait besoin.

Nos associés non malades achèteront tous les objets de notre pharmacie au prix de revient, les sociétaires malades recevront les soins qui leur sont dus moyennant leur annuité ; pour tout individu étranger à notre société, nos remèdes seront taxés d'après les prix établis dans toutes les pharmacies.

A l'explication de la 5e colonne, nous dirons les moyens que nous avons pour prouver aux sociétaires que ceux qui ne font pas partie de notre société ne pourront tromper l'administration dans ses ventes.

Le pharmacien devra se soumettre pour reddition de compte aux règlemens que nous avons déjà appliqués au directeur de la propriété de la compagnie nationale.

NOTA. Le conseil d'administration décidera s'il devra se faire une mise unique pour frais de pharmacie. Cette mise ne pourra pas être au-dessus de la moitié de l'annuité de la 4e colonne, selon la série à laquelle on appartiendra.

Explication de la cinquième colonne.

La cinquième colonne indique la mise unique que devra payer chaque sociétaire dans sa série, afin d'avoir droit à toute sa consommation de vin au prix de revient.

Il semblera impossible à bien des personnes d'établir un commerce de vin en détail, surtout ayant annoncé que la société ne faisait pas de bénéfices sur les associés, et qu'elle en faisait au contraire sur les personnes étrangères à l'association. Nous vendons au prix de revient et nos magasins sont ouverts à tout le monde.

Avec la distinction que nous venons d'établir, nous allons faire comprendre qu'il ne se présentera pas plus de difficultés dans nos opérations qu'il ne s'en présente dans toutes celles d'un commerçant ordinaire.

Nous avons, disons-nous, deux prix dans nos magasins, un pour les sociétaires, un pour les étrangers. La différence dans la valeur des marchandises n'est pas chose inconnue ; nos magasins seront établis comme ils le sont habituellement, mais avec cette différence que nous aurons un, deux, trois ou quatre tableaux, selon que le nombre en sera nécessaire, où seront inscrits les noms, prénoms et adresses de nos associés, avec le numéro de leurs actes d'adhésion et leurs signatures. Lorsqu'un acheteur se présentera, nous en appellerons à notre tableau, en le priant de décliner un des signes que nous venons d'indiquer. On en agira ainsi avec toutes les personnes qui ne seront pas connues des employés, jusqu'à ce qu'on ait eu l'habitude de reconnaître leur identité.

Dans tout magasin vendant en gros ou en détail, chaque commis à sa besogne, dans les nôtres s'en trouvera un de spécialement affecté à la reconnaissance des acheteurs.

On comprend maintenant l'impossibilité de nous trouver embarrassé dans nos différens prix et l'impossiblité de nous tromper. Un bien petit nombre d'individus s'exposent à se faire prendre en flagrant délit de vol. — Pour ne pas laisser l'attention de nos employés s'endormir, nous leur apprendrons qu'ils seront responsables de toute négligence à cet égard, que leurs gages en répondront, et ce sera au profit de la série de chômage à laquelle ils appartiendront.

Les bénéfices que nous ferons sur les personnes non associées serviront aussi à couvrir nos engagemens de 400,000 francs envers l'Etat.

Lorsque nous nous serons acquittés nous formerons le comptoir d'escompte que nous avons déjà annoncé aux explications des revenus nets de notre établissement de plaisance. — Les conseils d'administration réunis formeront les règlemens de ce comptoir sur la base que nous avons fait entrevoir.

Lorsque les fonds de nos comptoirs d'escompte s'élèveront à une somme suffisante pour remplir le but que nous nous proposons, on emploiera les bénéfices de toutes nos administrations à doter chaque arrondissement d'une terre qui serait installée comme la première et servirait au même but. Toutes les terres seront toujours achetées au nom de la compagnie nationale.

NOTA. Si le gouvernement voulait faire les frais de nos comptoirs d'escompte, devant venir en aide à tout ouvrier intelligent, laborieux et probe, à tout patron qui, faute de quelques avances, ne peuvent se livrer à aucune entreprise particulière, alors nos bénéfices serviraient à couvrir les frais généraux de nos achats de provisions. Ces frais généraux prélevés, l'on conçoit quel sera le bon marché des ventes faites à nos associés.

Nous ne fixons pas la limite des opérations de la Compagnie Nationale. Nos capitaux en seront les régulateurs. — Mais rien ne fera changer le but que nous nous proposons, celui de parvenir à ne vendre qu'au prix de revient, sans y ajouter les frais de transport et autres, tous les objets nécessaires à la vie matérielle des travailleurs.

Pour faire partie de notre association, il faudra remplir les engagemens, non seulement de la colonne à laquelle on voudra appartenir, mais encore ceux de toute la série depuis la 1re colonne jusqu'à la 9me, parce qu'on ne pourra à sa convenance s'associer à une seule de nos administrations.

Explication de la 6me, 7me, 8me et 9me Colonnes.

Leur explication devenant inutile par le développement que nous avons donné aux premières colonnes, nous nous bornerons à dire que la 6me colonne, la 7me, la 8me, la 9me, indiquent les mises uniques que chaque sociétaire devra payer selon la série à laquelle il appartiendra pour avoir droit à sa consommation de pain, de viande, de chaussure, de vêtemens, au prix de revient.

Il sera facile maintenant, à tous ceux qui jetteront les yeux sur notre tableau, de reconnaître les colonnes de nos mises annuelles et de nos mises uniques, de se rendre compte de leur destination et de concevoir l'ensemble de notre projet. On pourra, dis-je, en ayant devant soi notre tableau, lire de la manière suivante les chiffres que nous y avons posés.

Sera de la 1re série celui qui gagnera 1 fr. par jour sans être nourri. En payant annuellement 14 fr. 40, on aura droit à vingt-huit jours de chômage; en payant annuellement 2 fr. 80 c., on sera soigné si l'on est malade; en payant 1 fr. 40 c., une fois pour toutes, on aura droit à sa consommation de vin (naturel) au prix de revient, et tous les objets indispensables à la vie matérielle. En payant annuellement 14 fr. 40 c., on se vêtira au prix de revient. Il en sera de même pour les 2e et 12e séries.

L'association que nous voulons former peut s'appliquer à tous; nous n'avons point épargné nos veilles pour découvrir le moyen de venir en aide à tout le monde, même à ceux qui gagnent le plus petit salaire;

En les plaçant dans une série, nous avons employé les moyens les plus équitables pour ne pas susciter les murmures des uns et des autres que l'intérêt fait trop souvent éclater sans pitié.

Il y a des travailleurs encore de nos jours qui ne gagnent pas 50 c. par jour, et qui ne sont pas nourris. La République doit s'en occuper, car il en résulte, et la prostitution, et souvent le crime. Nous demandons que l'on fixe le salaire à un minimum raisonnable; nous ne parlons que du minimum, car nous reconnaissons que du minimum au maximum il n'appartient à personne de pouvoir rien fixer.

En attendant que l'on fasse justice à ces malheureuses surtout dont on abuse pour le salaire en ville comme à la campagne, nous les placerons dans la 1re série. Les conseils d'administration seront d'accord avec nous de n'exiger d'elles que la moitié de ce que paient les sociétaires de la 1re série.

Il nous reste à classer les travailleurs qui sont payés et nourris, les uns à raison de 50 c. et au-dessous, les autres à raison de 5 fr. et au-dessus.

Règle générale : pour classer celui qui sera payé et nourri, connaissant son salaire, on le doublera, et il appartiendra à la série qui présentera le chiffre le plus proche de celui que formera le salaire double. Tous ceux qui gagneraient plus de 5 fr. par jour et qui seraient nourris, seront placés dans la 12me série.

Pour établir dans notre systâme un équilibre que nous croyons juste, nos statuts porteront que tous les employés de la Compagnie Nationale seront tenus de se faire sociétaires pour être placés dans nos douze séries dans l'ordre suivant :

Seront de la 1re série ceux de nos employés qui gagneront 10 fr. par jour et au-dessus, et ils paieront les annuités et les mises uniques que l'on paie dans la 12me série. Ceux qui gagnent 6 fr. par jour seront de la 2me série, et paieront les annuités et les mises uniques que l'on paie dans la 11me série et ainsi de suite, de manière à ce que celui des employés qui gagnera 1 fr. et au-dessus, je suppose, soit de la 12me série, en ne payant que les annuités et les mises uniques de la 1re série.

Les droits de chaque sociétaire employé de l'administration de la Compagnie Nationale seront les mêmes que ceux des autres sociétaires quoiqu'ils aient été classés dans nos douze séries tel que nous venons de l'indiquer.

Nous avons expliqué comment chaque sociétaire irait s'approvisionner des objets nécessaires à la vie matérielle ; mais il nous reste à dire comment feront ceux qui ne font pas de ménage chez eux.

La Compagnie Nationale établira des restaurans à l'instar de tous ceux qui existent ; il n'y aura de différence que dans la manière d'opérer : un sociétaire n'aura pas besoin de s'en inquiéter, l'administration y placera des agens qui exécuteront notre plan avec la plus grande exactitude. A l'heure habituelle des repas de chacun, il se présentera dans celui de nos restaurans qui sera le plus à sa portée, et suivant sa fantaisie il se commandera un dîner aussi comfortable qu'il voudra : la carte fixera le prix que devra payer un sociétaire, et celui que devra payer un non sociétaire. On verra que la Compagnie Nationale tiendra à ses engagemens, que tout ce qu'on y consommera sera de première qualité, et que les bons morceaux ne sont pas seulement pour nos Lucullus modernes. Notre administration pour y veiller ne sera pas composée de ces hommes qui font bon marché de leur conscience.

Pour voir combien toutes nos opérations sont faciles et combien nous craignons peu de nous voir trompés par quelques convives déhontés, que l'on se souvienne de tout ce que nous avons dit dans nos explications de la cinquième colonne pour l'article vin, et qu'on les applique à toutes les industries que formera la Compagnie Nationale.

Si les hommes qui maudissent les socialistes en masse veulent se donner la peine d'étudier notre système ils verront que même les objections que les moins irrités d'entr'eux ont l'habitude de faire ne s'y trouvent pas.

Les Directeurs et les employés absorbent, disent-ils, tous les frais dans les associations.

Nous ne formons pas une association où nous ayons des bénéfices à partager ; nos bénéfices ne se partagent pas, ils se prennent par chacun autant qu'il en veut du matin au soir ; les appointemens des employés ne risquent pas d'être au crédit d'une caisse, car nous avons pour les payer les bénéfices que nous faisons dans chaque administration et ceux de nos établissemens de plaisance que nous croyons devoir être très considérables ; la raison en est facile à concevoir lorsque nous en avons donné l'emploi ainsi que nous l'avons indiqué.

Nous n'avons pas oublié que nous avons dit que ces revenus devaient servir à établir des comptoirs d'escompte, à agrandir notre propriété, à en créer d'autres ; nous tenons à ce que nous avons avancé, mais après la balance de nos comptes à la fin de l'année.

Nous prouverons, encore par notre système, que la surveillance de tous nos conseils d'administration, celle de nos associés, sur toutes les productions de l'agriculture et de la manufacture que nous achèterons et dont nous nous servirons, réformeront tous les abus qu'exerçaient les spéculateurs contre ces deux industries et empêcheront la déprédation contre elles et contre les consommateurs de toutes les classes par les mesures que nous prendrons.

La garantie que la Compagnie Nationale donne aux sociétaires qui vont lui confier leurs fonds a été pour nous la recherche des moyens les plus minutieux afin de ne pas leur laisser le plus léger soupçon sur nos bonnes intentions, qui ne renferment aucune idée d'intérêt. Pour ceux qui voudront mettre l'Etat gérant de la Compagnie Nationale, nous n'avons aucun règlement à faire, mais nous posons nos règlemens comme si nous étions sous notre propre direction.

Le Directeur chargé par le conseil d'administration de l'admission des sociétaires devra faire connaitre à celui qui se présentera les droits et les devoirs qui sont mutuels entre la Compagnie et l'associé.

Un acte d'adhésion, fait en double et signé par le directeur et le sociétaire, sera le titre qui liera le sociétaire à la Compagnie. Cet acte d'adhésion devra porter le nom de sa série et être numéroté depuis 1 jusqu'à 100, depuis 101 jusqu'à 200, depuis 201 jusqu'à 300, etc. Moyennant ces numéros, chaque sociétaire pourra vérifier la remise qu'il aura faite de ses annuités ou de ses mises uniques, qui seront placées à la caisse d'épargne ou à la Direction de la Compagnie nationale.

Le sociétaire, en échange de son argent, recevra un reçu fait en double sur lequel sera inscrit le numéro de son acte d'adhésion ; il en conservera un et l'autre restera à la direction. Chaque associé aura le droit d'aller réclamer à la direction des fonds de visiter ses livres. En outre, elle devra avoir dans une de ses salles un tableau où seront inscrits les noms, les prénoms, âges et domiciles des sociétaires, le numéro de son acte d'adhésion et la page du livre où sera inscrit chaque compte de remise.

Chaque sociétaire devra payer chaque semaine ses annuités et ses mises uniques. Nous engageons ceux qui le pourront à le faire en un seul paiement.

Un sociétaire qui voudrait se retirer de la Société pour cause quelconque ne pourra faire aucune réclamation de ce qu'il aura versé.

En cas de décès d'un sociétaire, ses héritiers devront acquitter ses engagemens, à moins d'impossibilité que l'on devra prouver.

Les sommes que produiront ces deux cas devront être partagées entre tous les sociétaires de la série où ils se seront présentés.

Nous arrêtons ici tous autres détails sur les garanties que nous donnons ; les omissions que nous aurons faites seront rétablies par les conseils d'administration à la rédaction des statuts dont ils seront chargés.

Nous n'avons qu'un désir, c'est d'avoir fait une œuvre qui puisse être aussi utile que nous le voudrions, et nous n'avons eu qu'une seule pensée, nous n'avons formé qu'un seul vœu, le salut de notre patrie, et notre récompense sera le bonheur que nous aurons procuré à toute la classe des travailleurs.

Tel est notre plan ; en nous lisant chacun le connaît et voit ce qu'il faut pour la classe des travailleurs. C'est à nos gouvernans à ne pas épargner l'argent de l'Etat pour nous mettre à même de réaliser l'avenir que nous attendons. Qu'on multiplie les propriétés de la Compagnie Nationale, qu'on en crée une dans chaque département, dans chaque arrondissement, et qu'on y place les bras inoccupés qui ont aptitude à l'agriculture. On aura donné du travail immédiatement à plus de 200,000 ouvriers inoccupés, on aura rétabli la confiance forcément, et l'on verra prospérer le pays. L'argent que l'Etat aura avancé ne sera pas perdu, il lui rentrera, comme nous en avons pris l'engagement.

Des projets de fermes d'enseignement agricole ont été proposés par

M. le ministre, qui sait combien l'agriculture a besoin que l'on s'en occupe. Qu'on établisse des écoles (1) gratuites primaires sur nos fermes, ces jeunes enfans, tout en s'instruisant, assisteraient à nos travaux, un professeur leur en ferait voir l'utilité et le but. On les occuperait à de certaines heures, suivant leurs forces et sans les détourner de leurs études.

D'après leur aptitude, ils passeraient aux fermes d'enseignement agricole, et, de là, aux fermes régionales de M. le Ministre. Nous ne pouvons pas faire des expériences agricoles sur les propriétés de la Compagnie Nationale, mais nous pouvons y voir avec intérêt l'établissement d'une école gratuite; les jeunes enfans auraient sous les yeux, du matin au soir, le spectacle des soins que nous apporterions à ces autres enfans en nourrice, peut-être leurs frères ou leurs sœurs ; à ces malades, qui seraient peut-être leurs mères ou leurs pères.

Le bon exemple aurait sur eux une influence efficace, et quel bien n'en découlerait-il pas pour la Société. L'éducation ennoblit l'homme ; et quels cœurs sont plus purs que ceux des enfans bien guidés ?

Certes, on pourra rencontrer des obstacles, pour l'application de natre plan : beaucoup voudront éteindre les élans généreux des hommes qui gouvernent la France ; mais qu'ils se le rappellent donc, ces hommes égoïstes, ils auront beau faire, ils n'empêcheront pas l'asssociation, car l'association est une nécessité, c'est le vœu du travailleur ; l'association garantit sa liberté. Gouvernans, ne refusez pas au peuple ce qu'il demande, jetez les yeux sur le passé : — que voulait la France en 1789, en 1790, en 1791 ? l'établissement des mêmes principes de liberté, d'égalié consacrés dans la charte de 1814. Or, ceux qui, pour s'opposer à leur établissement, ont appelé sur leur patrie l'invasion de l'étranger, qui l'ont tourmentée par la guerre civile, par tous les fléaux, se sont donc trouvés manifestement en opposition avec la volonté de la nation, et ont commis le plus affreux des attentats. N'augmentez pas le nombre de ces hommes coupables, comprenez notre siècle et ses besoins. — L'association est un appel à la concorde, à la fraternité. Celle que nous avons démontrée tend à unir tous les intérêts, car elle peut résoudre la question de l'agriculture, celle de la manufacture aussi bien que toutes les autres. Elle est favorable à toutes les classes de la société ; nous savons qu'elles sont toutes solidaires les unes des autres, et nous voulons les soulager toutes, car toute réforme est nuisible quand elle ne peut être utile qu'au petit nombre. Dorénavant, plus de ces spéculations usurières où le spéculateur jetait ses filets pour acheter les produits à vil prix, et où le cultivateur avait le désespoir de voir sa ré-

(1) Ces écoles gratuites seraient à la charge du gouvernement, et il devrait en avoir toute la direction, quoique placées sur les propriétés de la Compagnie Nationale.

colte, qu'il a sacrifiée pour avoir de l'argent, augmenter, doubler de prix, passer sous le coup de la chimie ; telle nous la recevrons, telle nous la livrerons aux consommateurs ; plus de fraude possible sur les achats ni sur les ventes ; l'application de notre système réprimerait entièrement cette exploitation frelatée qui nous donne une augmentation de produits fréquemment double, triple, centuple de ce qu'ils seraient au naturel, et cela au détriment de toutes les classes de la société.

Nous dira-t-on que ce que nous proposons est impossible, que ce sont des chimères, des utopies? — Aura-t-on le courage de mettre notre système au nombre de ceux que l'on rejette ; nous espérons que non. Nous en reconnaissons beaucoup d'impraticables, il est vrai, mais il faut l'avouer, ce sont ces systèmes qui ont fait entrer le monde dans une nouvelle phase de progrès, et l'on ne doit pas les considérer comme ridicules, parce qu'ils n'ont rallié qu'un petit nombre de partisans.

Notre système, c'est l'union, la fraternité, c'est la vérité, la justice, c'est l'émancipation de toutes les douleurs. Le gouvernement qui l'adoptera sera celui du peuple ; c'est la liberté réalisée par le droit au travail, par le pain du corps garanti à tous.

La Compagnie Nationale introduit la prévoyance et l'amour dans toutes ses institutions ; elle soignera tous les malades, abritera tous les orphelins, tous les vieillards, consolera tous les affligés, et fera de la nation française une grande famille ; elle sera le modèle d'une République. Tous les cœurs nobles et généreux comprendront le but qu'elle se propose et viendront la saluer de leurs acclamations sans songer au passé.

FIN.

Nota. — Celui qui, désirant s'engager dans la Compagnie Nationale, voudra calculer d'avance ce que lui coûtera par jour la mise annuelle qu'il aura à payer pour jouir de ses prérogatives, saura qu'il n'aura à payer que 5 c. sur 1 fr. de gages, afin d'avoir droit au recours contre le chômage et la maladie.

La somme à payer au-dessus de celle contre le chômage et la maladie est une mise unique.

Ne voudra-t-on pas donner cinq centimes sur un franc pour en gagner 10, 20 et 30 et plus par jour, sur ce même franc.

Nous disons à ceux auxquels notre projet d'association conviendra de venir nous voir, rue de la Pépinière, 11.

Nous serons heureux d'expliquer verbalement toute la somme des avantages qu'il renferme, et que nous ne pouvons développer dans ce simple exposé.

Paris. — Imprimerie de E. Brière, rue Ste-Anne, 55.

www.ingramcontent.com/pod-product-compliance
Ingram Content Group UK Ltd.
Pitfield, Milton Keynes, MK11 3LW, UK
UKHW020413250726
13967UKWH00006B/2630